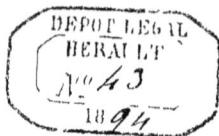

NOTES

SUR

L'ÉPITHÉLIOMA

DE LA MAIN

PAR

Joseph LEFEUVRIER

Docteur en médecine

Ancien Interne de l'Hôtel-Dieu de Rennes (Concours 1870)
Ancien Interne des Asiles d'aliénés de la Vendée
et d'Ille-et-Vilaine.
Membre de la Société médicale et scientifique de l'Ouest.

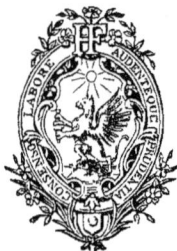

MONTPELLIER
IMPRIMERIE CENTRALE DU MIDI
(HAMELIN FRÈRES)
—
1894

NOTES

SUR

L'ÉPITHÉLIOMA

DE LA MAIN

PAR

Joseph LEFEUVRIER

Docteur en médecine

Ancien Interne de l'Hôtel-Dieu de Rennes (Concours 1870,
Ancien Interne des Asiles d'aliénés de la Vendée
et d'Ille-et-Vilaine.
Membre de la Société médicale et scientifique de l'Ouest.

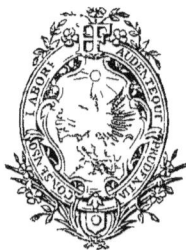

MONTPELLIER
IMPRIMERIE CENTRALE DU MIDI
(HAMELIN FRÈRES)

—

1894

Je dédie cette thèse à ma famille ; en particulier, à ma tante, dont le dévouement sans bornes a favorisé mes débuts dans l'étude de la médecine ;

A mes anciens maîtres de l'Ecole de médecine de Rennes, MM. les professeurs Delacour, Aubrée, Perret, Dayot et Lefeuvre ;

A mon ancien collègue d'internat, le docteur Paul Moizard, médecin de l'hôpital Trousseau, dont la bienveillante amitié ne m'a jamais fait défaut.

Je remercie MM. les professeurs de la Faculté de Montpellier de l'accueil bienveillant que j'ai reçu à mon entrée dans cette Faculté, particulièrement M. le professeur Dubreuil, qui m'a permis d'étudier dans son service le malade qui m'a inspiré ce travail.

Que M. le professeur Jaumes, qui m'a fait l'honneur d'accepter la présidence de ma thèse, reçoive ici l'expression de ma vive reconnaissance.

J. Lefeuvrier.

Un malade atteint d'épithélioma de la main, que nous avons eu occasion d'observer à l'hôpital suburbain, a été le point de départ de nos recherches sur cette affection.

Nous diviserons ce travail en quatre chapitres. Le premier comprendra l'historique de la question. Dans le second, après une courte description symptomatique, nous noterons l'observation, point de départ de notre travail, et à la suite, par rang de dates, les observations que nous avons pu recueillir.

Sous le titre de commentaires, nous étudierons, dans un troisième chapitre, les particularités que nous ont présenté ces observations aux différents points de vue de la symptomatologie et du diagnostic, de l'anatomie pathologique, de l'étiologie et du pronostic.

Un dernier chapitre comprendra le traitement.

NOTES

SUR

L'ÉPITHÉLIOMA

DE LA MAIN

CHAPITRE PREMIER

HISTORIQUE

L'épithélioma de la main et des doigts, laissé de côté par la plupart des auteurs classiques, regardé par les autres comme une affection banale se rattachant trop intimement à l'épithélioma cutané en général pour mériter une description spéciale, est en réalité une affection assez rare.

Gurlt, cité dans le travail de MM. A. Blum et M. Duval (1), n'aurait rencontré sur 1,377 cas que huit occupant la main ou les doigts.

Le cancer de la peau, appelé *épithélioma* par Hannover en 1852, *cancroïde* en 1845 par Lebert, qui, le premier, décrivit sa structure épithéliale, était rattaché par les anciens qui le connaissaient sous les noms de *ulcère chancreux, chancre malin, ulcère rougeant,* — *noli me tangere,* — au grand groupe des cancers. Si ses caractères infectieux étaient connus, certaines particularités cliniques avaient déjà été notées

(1) A. Blum et M. Duval, *Index,* n° 21.

dans sa marche, au siècle dernier par Ledran, et dans ce siècle par Heurtaux (1), qui en a donné une description magistrale.

Par une violente réaction, Lebert (2), après avoir reconnu sa structure épithéliale, le sépara trop nettement du groupe des cancers et le représenta comme une maladie locale, à peu près sans récidive et sans malignité.

Velpeau (3) fut un des premiers à combattre ces vues exagérées.

Aujourd'hui, les pathologistes se rangent à l'avis des anciens.

Anatomiquement, « dans le groupe des cancers, dit Heurtaux, il y a trois tissus dont l'élément fondamental est analogue à la cellule épithéliale : l'encéphaloïde, le squirrhe et le cancroïde. »

« Ce n'est pas à dire, écrit M. Quénu (4), qu'il faille confondre l'étude des cancers et des épithéliomas ; mais au moins est-il permis de conclure que, dérivés d'un même tissu, le tissu épithélial, cancroïdes et carcinomes appartiennent bien à une même famille. »

Un autre fait à l'appui de cette opinion est un cas d'Heurtaux, qu'on trouvera plus loin, et dans lequel une femme, atteinte d'épithélioma de la main, succomba dans le marasme, et à l'autopsie de laquelle on trouva des productions cancéreuses de diverses natures dans les organes internes.

En ce qui concerne spécialement le cancroïde ou épithélioma de la main, nous avons pu réunir 23 observations. L'une nous est personnelle, mais, comme nous n'avons pu suivre ce cas, nous nous contenterons de le signaler ici. Il s'agis

(1) Heurtaux, *Index*, nos 3 et 5.
(2) Lebert, *Index*, no 9.
(3) Velpeau, *Index*, no 17.
(4) Quénu, *Index*, no 2.

sait d'un vieillard de quatre-vingt-douze ans, alité depuis plusieurs années, dont la figure était couverte de *crasses* épidermiques et de petites cornes, qui vit se développer sur sa main droite, dans l'espace situé entre le quatrième et le cinquième métacarpien, une ulcération bourgeonnante de la grandeur d'une pièce de un franc au moment où nous le vîmes. Cette ulcération ne lui causait qu'un peu de démangeaison. Nous ne pûmes obtenir aucun renseignement net sur le début et la durée de cette affection. Quelques jours plus tard, ce malade succombait à une pneumonie insidieuse. Le second cas est celui que nous avons observé dans la clinique de M. le professeur Dubrueil. Enfin, nous avons pu réunir, depuis 1843, d'autres observations éparses par-ci par-là que nous résumerons aussi brièvement et aussi complètement que possible.

Nous pourrons diviser ces observations en deux séries.

Dans la première, qui s'étend de 1843 à 1858, nous trouvons seulement l'énumération des caractères cliniques, et l'anatomie pathologique se borne aux caractères visibles à l'œil nu.

Dans la seconde série, en 1858, nous trouvons la première observation mentionnant l'examen microscopique fait par Ch. Robin. La plupart des cas, à partir de cette date, comportent la mention d'examen histologique.

Parmi ces observations, il en est trois sur lesquelles nous appellerons spécialement l'attention : ce sont celles de MM. A. Blum et Duval, et les deux plus récentes de MM. les docteurs Reboul (de Marseille) et Oiry (de Nantes).

On trouvera en outre, à l'Index bibliographique, la liste de plusieurs cas signalés, soit dans des publications françaises que nous n'avons pu nous procurer, soit dans des publications anglaises que nous n'avons pu traduire. Nous n'avons donc pu tenir aucun compte de ces faits dans nos commentaires.

CHAPITRE II

SYMPTOMATOLOGIE. — OBSERVATIONS

Affection maligne, à marche généralement lente, l'épithélioma ou cancroïde de la main peut être divisé, au point de
vue de son évolution, en quatre périodes : début, ulcération,
envahissement ganglionnaire et cachexie.

Deux de ces périodes surtout présentent des caractères
différents, suivant que la lésion se cantonne à telle ou telle
partie de la peau.

Début. — A cette période, l'épithélioma peut affecter trois
formes principales :

1° La forme *papillaire* se présente sous l'aspect d'une
verrue qui s'accroît rapidement et est le siège de picotements
ou de démangeaisons obligeant le malade à se gratter,
manœuvre qui amène souvent des ulcérations précoces. Cette
verrue elle-même présente des fissures ou de petites ulcérations superficielles laissant suinter un liquide séreux qui
vient former à sa surface des *croûtes* composées de lamelles
épidermiques agglutinées par ce liquide.

Ces croûtes sont jaunâtres, quelquefois brunâtres lorsqu'elles
contiennent du sang.

2° La forme *dermique* ou *infiltrée*, dans laquelle l'épiderme et le derme sous-jacent s'hypertrophient. L'épiderme
ramolli se détache facilement des couches sous-jacentes. Sou·
vent, sur ce fond infiltré, se détachent de petites tumeurs,
sortes de kystes épidermiques, d'où la pression fait sortir

comme de petits vers qu'on a comparés en France à du vermicelle cuit et auxquels les Allemands ont donné le nom de *vermiothes épithéliales*.

A l'examen microscopique, on peut constater dans ces *vermiothes* l'existence de globes épidermiques.

3° La forme *glandulaire*, décrite par Verneuil sous le nom d'*adénome sudoripare*, par Broca (1) sous le nom de *polyadénome*, et anatomiquement sous le titre d'*épithélioma tubulé*. On constate, au début, l'existence d'une ou de plusieurs *papules* arrondies, plus ou moins pédiculées et indolentes, plus rarement une tuméfaction diffuse.

Souvent on peut apercevoir, d'après M. Kirmisson, au sommet de ces petites masses, l'orifice excréteur des glandes envahies par le néoplasme. Si on a affaire à une tuméfaction, c'est une multitude de petits orifices qu'on aperçoit à la surface de la peau.

Comme dans toutes les tumeurs malignes, la peau est rarement saine autour de la tumeur, quelle qu'en soit la forme. Dès le début il y a tendance à la diffusion.

Ulcération. — Dans toutes ces formes, l'ulcération est d'abord superficielle, plus ou moins masquée par ces croûtes épidermiques que nous avons déjà signalées au début. Puis, cette ulcération, qui d'ordinaire survient beaucoup plus tardivement dans la forme tubulée, est, d'une façon générale, variable suivant qu'on a affaire à la forme papillaire ou à la forme infiltrée. Tandis que dans cette dernière l'ulcération est déprimée, que les bords en sont plus ou moins taillés à pic, hypertrophiés, mamelonnés par une production épidermique exagérée, que le fond de cette ulcération est grisâtre et sanieux; au contraire, dans la forme papillaire, ce sont des bourgeons

(1) Broca, *Index*, n° 8.

charnus exubérants formant des masses fongueuses plus ou
moins considérables, prenant l'apparence de gros mamelons
séparés par des sillons et saignant facilement au moindre
contact. Ces ulcérations, souvent recouvertes de lambeaux
de croûtelettes noirâtres, laissent suinter un ichor fétide
comparable à celui du cancer.

Dans l'une ou l'autre forme, l'ulcération a toujours de la
tendance à s'accroître aux dépens des tissus voisins, aussi
bien en surface qu'en profondeur. On l'a vu envahir les gaînes
tendineuses, ouvrir les articulations et attaquer les os eux-
mêmes.

La peau avoisinante est infiltrée ; l'épiderme, dit Heurtaux,
se détache facilement sous forme de lambeaux ; des vaisseaux
dilatés sillonnent le derme dans une zone plus ou moins étendue. La peau prend un aspect violacé et semble adhérente
aux tissus sous-jacents. On a comparé cet aspect à celui que
présentent les doigts à la suite de la guérison d'un panaris
(Polaillon) (1).

Les douleurs sont quelquefois nulles, quelquefois vives à
cette période. Cependant les douleurs violentes et intolérables
ressenties par certains malades ont une origine que nous re-
trouverons plus tard, l'infiltration des organes profonds, particulièrement des gaines nerveuses, par le néoplasme.

L'action des microorganismes extérieurs vient apporter
son appoint dans la rapidité plus ou moins grande de l'exten-
sion, d'une façon plus lente et moins continue peut-être que
dans l'épithélioma des muqueuses, mais tout aussi funeste
dans sa lenteur (2).

C'est à ce moment que se montre, si déjà il n'est survenu,
l'*envahissement des ganglions lymphatiques.* Les ganglions

(1) Polaillon, *Index*, n° 6.
(2) Dans la forme *sudoripare*, l'ulcération serait plus lente à se produire,
mais elle semble revêtir les mêmes formes et le même aspect.

axillaires sont en général pris les premiers ; puis, plus tard, le ganglion épitrochléen.

Nous n'avons rien à dire de particulier sur ces adénopathies qui se caractérisent, comme dans toutes les tumeurs malignes, par des adhérences aux tissus voisins et à la peau, qui prend à ce niveau une teinte violacée, luisante, et devient le siège d'une ulcération spécifique.

A cette période, la *cachexie* est déjà fort avancée et les malades ne tardent pas à succomber dans le marasme.

L'analyse des observations qui suivent nous montrera des détails que nous avons dû omettre dans une description générale, mais sur lesquels nous reviendrons plus loin.

OBSERVATION PREMIÈRE

X..., âgé de soixante-douze ans, n'accuse aucun antécédent personnel ou héréditaire et jouit d'une bonne santé. Sur la figure, *crasses* épidermiques, plus accentuées du côté gauche.

Il y a neuf mois, sans causes appréciables, un petit nodule se montra sur la face dorsale de la main gauche. La peau, à ce niveau, s'ulcéra rapidement et l'ulcère ne tarda pas à gagner en surface et en profondeur. Lors de son entrée à l'hôpital, dans le service de M. le professeur Dubrueil, on constate à la face dorsale de la main gauche une masse ulcérée composée d'un tissu mou et friable, mesurant 12 centimètres de diamètre sur 3 d'épaisseur. La surface est recouverte d'épaisses couches épidermiques saignant au moindre contact. Par les fissures de cette croûte sort un liquide sanieux, noirâtre et d'odeur repoussante. La tumeur, séparée de la peau voisine par un sillon peu profond, est implantée par une large base sur la face dorsale de la main. Non seulement la peau

est envahie, mais aussi les tissus sous-jacents, y compris les
métacarpiens. Les doigts conservent une certaine mobilité,
mais la peau qui les recouvre est elle-même infiltrée. Une
collerette d'induration s'étend jusqu'au poignet. Les ganglions
axillaires et épitrochléen paraissent cliniquement indemnes.

L'amputation de l'avant-bras, par lambeau externe, fut pratiquée par M. le professeur Dubrueil, et, quinze jours après,
le malade quittait l'hôpital avec une guérison opératoire complète et en excellent état.

OBSERVATION II (1)

R..., âgé de cinquante-neuf ans, ouvrier des ports. Deux
mois auparavant, début, sur la face dorsale de la main droite,
par une verrue occasionnant de vives démangeaisons qui le
forçaient à l'écorcher fréquemment. Il se produisit une petite
plaie, à bords inégaux, qui ne se cicatrisait jamais complètement et fournissait parfois une assez grande quantité de sang.
Douleurs vives qui, de temps en temps, traversaient la main.
La plaie était humide, recouverte de croûtes en plusieurs
points, mais ne fournissait point de suppuration.

État du malade à son entrée à l'hôpital. — Toute la face
dorsale de la main est envahie par un *cancer ulcéreux* s'étendant de quelques millimètres au-dessous du poignet jusqu'à
la ligne articulaire métacarpo-phalangienne. Au niveau du
quatrième métacarpien s'élève un champignon fongueux de la
grosseur d'un petit œuf, saignant facilement et faisant saillie
au-dessus de la surface malade. La peau, dans les environs,
est tendue, bleuâtre et luisante.

20 janvier. — Désarticulation du poignet.

26. — Hémorragie, ligature de la radiale.

(1) Jobert (de Lamballe), *Index,* n° 11.

3 février. — Le malade est dans de bonnes conditions et la cicatrisation fait de grands progrès.

OBSERVATIONS III, IV ET V (1)

X..., laboureur, quarante-huit ans ; sa mère est morte d'un cancer du sein. Présente en 1849 un groupe de petites nodosités entre les tendons du médius et de l'index de la main droite. Elles sont recouvertes d'épithélium en desquamation et entourées d'une auréole livide. Pas d'adhérence aux tissus sous-jacents. Démangeaisons insupportables qui le portaient à se gratter jusqu'au sang. Un peu plus tard (?), ulcération à fond grisâtre et granuleux, à bords irréguliers, renversés et presque verruqueux. Autour, la peau était rouge bleuâtre et parsemée de petites tumeurs analogues aux premières observées. Démangeaisons augmentant à la chaleur et adhérence aux tissus sous-jacents.

A cette observation, nous en joignons trois autres du même auteur, que nous trouvons mentionnées brièvement dans la thèse de Heurtaux (2).

Détail à noter, l'auteur signalait à cette époque la Haute-Bourgogne, où il avait vu ces cas, comme la « terre classique du cancer. »

« Un autre malade avait un cancroïde de la face dorsale de la main ; son père avait succombé à un cancer du rectum.

» Chez un autre malade, dont la sœur avait un cancer du sein, il y avait deux cancroïdes : l'un au dos de la main, l'autre à la lèvre inférieure. »

(1) Szokalski, *Index*, n° 12.
(2) Heurtaux, *Index*, n° 5.

OBSERVATION VI (1)

Homme, cinquante-cinq ans, cancer épithélial de la *paume* de la main.

OBSERVATION VII (2)

Mᵐᵉ C........, cinquante-deux ans, marchande de poissons, porte à la main six tumeurs de couleur bleuâtre, d'apparence vasculaire, et deux à l'avant-bras, présentant le même aspect. La première tumeur, qui a eu une *coupure* pour point de départ, remonte à trente-trois ans. Il n'y a ni ulcération ni douleur, mais la gêne dans les mouvements de la main a engagé la malade à se faire opérer.

L'opération (?) fut pratiquée par Demarquay.

L'examen microscopique fait par Ch. Robin présenta les particularités suivantes : « Tumeurs épithéliales avec globes perlés très volumineux ; trame fibreuse très vasculaire, entièrement infiltrée d'épanchements sanguins et de caillots fibrineux. »

OBSERVATION VIII (3)

X..., cantonnier, cinquante ans. Antécédents rhumatismaux et trace d'une iritis ancienne ; actuellement, blépharite chronique. Pas de syphilis.

Ulcération occupant presque toute la face dorsale de la main gauche. La base est sensiblement plus élevée que la

---

(1) Demarquay, *Index*, n° 14.
(2) Parmentier, *Index*, n° 13.
(3) Huguier, *Index*, n° 16.

peau des parties voisines ; saillies granuleuses et quelques dépressions. A la pression, il sort des points voisins du pus bien lié, blanc jaunâtre, sous forme de gouttelettes. Bords de l'ulcère irrégulièrement découpés, amincis et un peu renversés vers la partie digitale de l'ulcération ; ces bords ne sont pas durs, mais ne présentent pas cependant la mollesse des parties voisines. Peau violacée dans le voisinage, petit ganglion au niveau du bord externe du grand pectoral.

Cette ulcération, qui est végétante, granulée et d'un rouge vif, a débuté il y a seize ans par un petit bouton que le malade a comparé à une *verrue* et qu'il a continuellement écorché ; il siégeait dans la partie supérieure de l'espace compris entre le deuxième et le troisième métacarpien. Le malade ressent de simples élancements.

M. Broca, à qui le malade fut présenté, conclut à un *cancroïde des glandes sudoripares*, et ne crut pas que l'opération pût être pratiquée.

OBSERVATION IX (1)

Femme âgée de soixante-neuf ans. Début, il y a deux ans, par un petit bouton qui s'est accru insensiblement et s'est ulcéré sans produire d'autres douleurs que de légers picotements. Actuellement, ulcération de la largeur d'une pièce de 2 francs, irrégulière, à bords taillés à pic, sans induration et suintant à peine.

Cautérisation à la pâte sulfo-safranique. Quelques mois après, à la même place, nouveau cancroïde à bords élevés, durs, entourant une ulcération à fond rosé. Peau du voisinage remplie de varices capillaires, mais mobile ainsi que la tu-

(1) Velpeau, *Index*, n° 17.

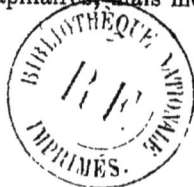

3

meur sur les parties profondes. Pas de souffrance. Engorgement ganglionnaire du volume d'une amande dans l'aisselle.

OBSERVATION X (1)

S. Ch..., journalière, soixante-seize ans, constitution robuste. Entrée à la clinique le 14 avril 1865. L'affection a débuté en juillet 1864 par une petite papule survenue sans cause évidente, et s'est accrue en donnant lieu à des douleurs lancinantes intenses, sans toutefois gêner les mouvements de la main.

La tumeur occupe tout le dos de la main (5 centimètres sur 7), se présente sous forme de circonvolutions rouges, assez dures, larges d'un centimètre environ, formant un relief de quelques millimètres, indolente à la pression mais siège de douleurs lancinantes spontanées très violentes. A son niveau, l'épiderme est aminci mais intact; pas d'adhérence aux parties profondes. Aucun ganglion n'existe, ni à l'aisselle ni au coude.

L'opération consiste dans l'enlèvement de la tumeur au moyen d'une incision circulaire s'étendant à 1 centimètre au delà des bords de la partie malade.

Examen de la tumeur. — Ce néoplasme est développé dans l'épaisseur du derme, où il forme des loges de 5 à 6 millimètres séparées par des tractus fibreux.

Au microscope, ces loges renferment des amas de cellules épithéliales disposées en couches concentriques constituant des globes épidermiques. Les glandes sudoripares, en grand nombre, paraissent normales mais plus développées et plus

(1) Bœckel, *Index*, n° 18.

apparentes sur les bords de la tumeur ; leur canal est revêtu d'une couche de cellules double et même triple. Vers le centre, nombreux culs-de-sac glandulaires distendus par des globes épidermiques à couches concentriques, et, plus au centre, masses caséeuses sans vestiges de glandes.

OBSERVATION XI (1)

Femme de soixante ans. Début il y a cinq ans par une petite verrue sur le dos de la main. Cette verrue fut cautérisée à différentes reprises par un pharmacien. — *État actuel :* Tumeur ulcérée à fond grisâtre entre les deux derniers métacarpiens. Bords taillés à pic, grisâtres, verruqueux, assez durs. La tumeur, arrondie dans l'espace interosseux, du volume d'une noix, est le siège d'élancements très douloureux. Enlèvement de deux métacarpiens avec lambeau palmaire.

Les os du carpe étaient tellement *ramollis* qu'ils se laissaient couper par le bistouri.

OBSERVATION XII (2)

L..., jardinier, soixante-six ans, entre en novembre 1881 dans le service de M. Kirmisson. A la suite d'une piqûre du dos de la main, développement lent d'un gonflement diffus, sous-cutané. Envahissement successif du dos du pouce, de l'index, du médius, puis de la paume de la main. Les téguments présentent un aspect luisant et une teinte rosée. Çà et là, quelques petits pertuis donnent issue à des grumeaux caséeux. Les articulations semblent indemnes.

(1) Demarquay, *Index*, n° 15.
(2) Doyen, Kirmisson et Schwartz, *Index*, n° 19.

Ignipuncture qui ne donne aucun résultat, puis désarticulation de l'index, après laquelle on constate un *état friable du métacarpien.*

Entré en février 1882 dans le service de M. Schwartz, le malade subit l'amputation de l'avant-bras.

Examen de la pièce. — Les points indurés sont formés de tissu lardacé semé de nodules blanchâtres. Le tissu cellulaire sous-cutané est infiltré d'épithélium. Chaque lobule épidermique est composé à la périphérie de *cellules crénelées* et présente au centre un lobule formé de couches concentriques.

Chose plus importante à noter, il y a production d'une véritable *embolie cancéreuse* dans la gaine du nerf médian, à une certaine distance (?) du foyer primitif. Le nerf était tuméfié, piqueté de points rouges. Il contenait, dans la gaine conjonctive de chaque faisceau nerveux et presque au contact des tubes, une série de foyers épithéliomateux reproduisant la structure épidermique de la tumeur de la main. Le tissu conjonctif interfasciculaire est injecté et infiltré de cellules rondes.

OBSERVATION XIII (1)

Homme de quarante-neuf ans, ayant perdu son père d'une tumeur du corps thyroïde et sa mère à la suite d'une tumeur de l'orbite, se fait des brûlures à l'âge de quatre ans. En 1882, par suite de frottements continuels au niveau de la cicatrice du pouce (par l'usage de grands ciseaux de tailleur), il se forme un durillon qui tombe, et à la suite duquel apparaît une tumeur sous forme de choux-fleurs exubérants, saignant facilement et ayant une grande analogie avec une masse de bourgeons charnus. L'ulcération atteint la face palmaire, les muscles et

(1) Berbey, *Index*, n° 20.

les os sous-jacents ; les ganglions axillaires paraissent indemnes. Amputation.

Examen microscopique.—Épithélioma pavimenteux lobulé, çà et là, globes épidermiques très nets. L'épithélioma prend la forme papillaire dans les points où il y a ulcération ; d'assez longs boyaux épidermiques vont porter au centre de la tumeur des cellules en grand nombre.

OBSERVATIONS XIV, XV LT XVI (1)

O'Sullivan a vu deux hommes, l'un de soixante-quinze ans, l'autre de soixante ans, chez lesquels un cancroïde de la main était survenu à la suite de cicatrices d'anciennes brûlures.

Beck a vu un homme de soixante-quatre ans, porteur d'un cancroïde de la main, développé, quarante ans après, sur une cicatrice produite par l'explosion d'un fusil.

OBSERVATION XVII (2)

X..., cocher, quatre-vingt ans. Il y a deux ans, écorchures de la face dorsale des mains en retirant un sac du coffre de sa voiture. Ces plaies se recouvrent de croûtes. A leur chute, ulcération à fond rouge vineux, sécrétant une sérosité jaunâtre. La tumeur se mit à bourgeonner, et au bout de deux ans elle était du volume d'un œuf de poule. Cette tumeur fut enlevée par le professeur Le Fort à l'aide de la ligature élastique. L'examen microscopique montra qu'on avait affaire à épithélioma pavimenteux.

Récidive au bout d'un an. La tumeur, développée à la

(1) Citées dans le travail de M. A. Blum et M. Duval, *Index*, n° 21.
(2) A. Blum et M. Duval, *Index*, n° 21.

même place, formait un champignon épithélial de la grosseur
d'une mandarine. Cette tumeur s'implante par une large base
sur la face dorsale de la main gauche et a l'aspect d'un
énorme bourgeon tacheté de points jaunâtres. A sa surface,
on remarque des dépressions qui lui donnent un aspect lobulé. A la pression, la tumeur laisse échapper des filaments
blanchâtres de matière caséeuse s'écrasant facilement sous
les doigts. Pas de douleurs, par d'engorgement ganglionnaire,
mais sur l'autre main on note une ulcération superficielle recouverte de croûtes noirâtres rappelant le *noli me tangere*
des lèvres.

Nouvelle extirpation à la ligature élastique, suivie de cautérisation à fer rouge ; mais la plaie bourgeonne de nouveau,
et le malade quitte l'hôpital en pleine récidive.

OBSERVATION XVIII (1)

J..., comptable, cinquante et un ans, pas d'antécédents héré-
ditaires. Début par une petite verrue indolente sur le dos
de la main. Arrachements et à la suite picotements. La tumeur reparaît et devient le siège de douleurs passagères.
Cautérisation à l'aide d'un acide ; emplâtre de Vigo, nitrate
d'argent, etc. Cependant l'ulcération persiste et tend à s'accroître. Ulcération à pic, fond rosé ; bords durs, d'un centimètre d'épaisseur, pas d'adhérence, pas de ganglions. La
tumeur est enlevée au bistouri.

Examen microscopique. — Épithélioma perlé lobulé. Les
glandes sudoripares et sébacées ne sont pas le point de départ
des néoformations, mais bien les prolongements intra-papil-
laires du corps de Malpighi. Sortes de cellules épithéliales
dans les lobules ; au centre, commencement de formation

(1) A. Blum et M. Duval, *Index*, n° 21.

des perles autour desquelles on trouve une zone de cellules grosses et réticulées, avec de gros noyaux.

« Le fond de l'ulcère possède une couche épithéliale plus mince, les papilles ont disparu et le derme est constitué dans toute son épaisseur par des faisceaux serrés de tissu conjonctif s'entre-croisant dans tous les sens, au milieu desquels apparaissent des masses de cellules à aspect graisseux, cellules dans lesquelles il est facile de reconnaître des éléments épidermiques dégénérés et en voie de régression. »

OBSERVATION XIX (1)

Homme de cinquante-sept ans. Son père avait une tumeur ulcérée de la commissure labiale gauche. Lui-même a eu dans son enfance une brûlure de la main aux 3e et 4e degrés, et c'est sur cette cicatrice occupant le dos de la main que, plus de cinquante ans après, un épithélioma s'est montré sous forme d'une petite tumeur verruqueuse. Pas de douleur, si ce n'est de légers picotements et quelques petites hémorragies au niveau de la partie ulcérée.

Ganglion épitrochléen plus volumineux qu'à l'état normal, dur, mais très mobile ; quelques ganglions axillaires mobiles aussi.

OBSERVATION XX (2)

X..., cultivateur, âgé de soixante-cinq ans. En 1889, le mal a débuté par une petite verrue qui est le siège de picotements et de démangeaisons. Petites hémorragies après grattage. Le malade porte en outre quelques petites tumeurs ver-

(1) Humbert, *Index*, n° 27.
(2) Reboul, *Index*, n° 22.

ruqueuses et papillomateuses sur d'autres parties du corps. La tumeur fait des progrès, s'ulcère et devient le siège de douleurs vives et continues. L'ulcération recouvre toute la face dorsale du premier espace interosseux. La tête du deuxième métacarpien est dénudée et fait saillie ; l'index est luxé et pend dans la paume de la main. L'épithélioma s'étend jusqu'au carpe, et, sur les limites de l'ulcération, les tissus sont infiltrés jusqu'au poignet. Envahissement des ganglions sus-épitrochléen et axillaires. Le 11 février 1892, amputation de l'avant-bras. Guérison opératoire. Mais le malade sort le 20 mars avec toutes les apparences d'une cachexie avancée. Le moignon est tuméfié, empâté et induré. Le visage est pâle et bouffi.

L'examen de la tumeur montra qu'on avait affaire à un épithélioma ayant atteint toutes les parties constituantes de la peau. Les papilles, irrégulières, déformées et anastomosées, forment des lobules qui renferment des globes épidermiques. Dans la profondeur, on voit des travées épithéliales au milieu des faisceaux du tissu conjonctif. Les glandes sébacées ont disparu et les glandes sudoripares sont envahies par les cellules épithéliales.

Ce qui fait surtout l'intérêt de cette observation, c'est l'envahissement des vaisseaux et des nerfs par le néoplasme. Nous ne faisons que mentionner ce fait ici, parce que nous y reviendrons à propos de l'anatomie pathologique. La même remarque s'applique à l'observation suivante.

OBSERVATION XXI (1)

X... vigneron, soixante-cinq ans ; aucun antécédent maladif personnel ou héréditaire, mais traumatismes anciens. Ancienne luxation du coude et du poignet du côté malade.

(1) Oiry, *Index*, n° 23.

Cet homme vit d'abord se développer sur le dos de la main une ·petite tumeur d'aspect noirâtre, probablement un angiome. Une pommade caustique, appliquée par un guérisseur, produisit une plaie qui se cicatrisa.

Huit ans après, sur cette cicatrice, apparition d'une verrue non douloureuse. Cautérisation au fer rouge par le Dr Chenantais (de Nantes); pas de résultats. En 1885, le docteur Malherbe pratique l'enlèvement au bistouri et désarticule le petit doigt avec son métacarpien; cicatrication en trois semaines, puis tiraillement douloureux au niveau de la cicatrice, empâtements douloureux et légère rougeur. Un an après, ces mêmes accidents avaient gagné le coude, s'accompagnant de douleurs vives, continues, avec exaspérations périodiques.

Amputation du bras en 1888. A l'heure actuelle (1890), pas de trace de récidive.

A l'examen microscopique, on note une infiltration épithéliomateuse du nerf radial.

OBSERVATION XXII (1)

Nous avons déjà eu l'occasion de parler de ce fait rapporté par Heurtaux.

Il s'agit d'un malade qui avait deux tumeurs: l'une, ulcérée, occupait le cuir chevelu; l'autre, non ulcérée, occupait la face dorsale de la main.

Enlevées au bistouri, ces tumeurs furent examinées par M. Verneuil, qui les trouva constituées par une hypertrophie des glandes sudoripares avec hypergenèse épithéliale. Récidive et enlèvement par les caustiques (?) Troisième récidive; la tumeur ulcérée offrait encore de l'hypertrophie des glandes

(2) Heurtaux, *Index*, n° 5.

sudoripares, des globules épidermiques, et quelques éléments ayant le plus grand rapport avec les noyaux cancéreux.

Deux ans après, le malade succombait dans le marasme. A l'autopsie on trouvait des productions cancéreuses dans le foie, la rate, les ganglions abdominaux, les reins et les poumons.

CHAPITRE III

―――

COMMENTAIRES

Sous ce titre, nous réunissons une série de réflexions qui seront, pour ainsi dire, les conclusions de l'enquête à laquelle nous nous sommes livré.

Toutefois, le petit nombre d'observations que nous avons pu recueillir ne nous permettra pas de poser des conclusions absolues.

A. — SYMPTOMES ET DIAGNOSTIC

La première réflexion qui se présente à nous dans l'analyse de nos observations est celle qui a trait au *siège* du cancroïde de la main. Il se présenterait presque toujours à la *face dorsale*, et Polaillon (1) ajoute que : une tumeur de la main étant donnée, sa place au dos de la main est un signe à peu près certain de sa nature épithéliale.

Dans le petit nombre de nos observations, nous en trouvons deux (obs. VI et VII) qui échappent à cette règle.

Sur la première, nous avons peu de détails ; la seconde a été bien étudiée et nous paraît présenter une autre considération importante. Bien que son origine et sa structure épithéliales aient été nettement établies par l'examen histologique de Ch. Robin, elle ne s'est jamais ulcérée bien que datant

(1) Polaillon, *Index*, n° 6.

de trente-trois ans, et son stroma était le siège d'épanchements sanguins et de dilatations *télangectiasiques*, phéno-
mène qu'on aurait noté assez souvent dans la région de la
main (Le Dentu) (1).

On observerait fréquemment ce fait, d'après Bard (2),
« dans les réseaux capillaires d'un certain nombre de tumeurs
malignes. »

Il n'en a pas été ainsi dans les cas que nous citons, où
l'opération n'a été pratiquée que pour remédier à la gêne de
la main.

Dans huit cas (obs. II, XI, XIII, XVII, XVIII, XIX, XX,
XXI), nous notons la forme *papillaire* débutant par une
verrue. Or cette verrue n'est pas, comme on le trouve encore
écrit dans quelques ouvrages, la cause de la production
épithéliomateuse, mais elle en est la première manifestation.

La *verrue cancéreuse*, désignation populaire qu'on lui
donne dans quelques contrées, a donc une existence propre et
il est important d'en faire le diagnostic différentiel avec la
verrue ordinaire, et aussi avec une affection plus récem-
ment décrite, la *tuberculose verruqueuse*.

a) La verrue ordinaire, ou plutôt les verrues, car le plus
souvent elles sont *multiples*, sont de petites saillies de con-
sistance ferme, à surface arrondie ou villeuse. Elles n'occa-
sionnent ni *démangeaisons* ni *douleurs*, et, chose à noter,
elles ne sont point le siège de desquamation épithéliale.

Dans presque tous les cas, elles se montrent par pléiades,
dans la jeunesse et l'âge adulte, beaucoup plus rarement
chez les vieillards. Enfin elles disparaissent souvent sans aucun traitement et aussi rapidement qu'elles étaient venues.

b) La *tuberculose verruqueuse*, qui occupe d'une façon spé-

(1) Le Dentu, *Index*, n° 4.
(2) Bard, *Index*, n° 25.

ciale le dos de la main, nous paraît avoir des rapports encore plus étroits avec le cancroïde ; mais, comme nous n'en avons jamais observé un seul cas, nous empruntons sa description à V. Morax (1). « Elle se caractérise par des placards brunâtres, circonscrits et douloureux. A la périphérie, existe un liseré érythémateux, la zone centrale est un peu saillante, irrégulière, d'aspect verruqueux ou papillomateux. Entre ces végétations papillaires se forment des furoncles, et, par la pression, on fait sourdre souvent un peu de pus.

La *douleur à la pression est vive*. Ce qui caractérise cette forme de tuberculose est sa tendance (non constante, il est vrai) à évoluer vers la cicatrisation. Les papilles s'affaissent, se rétractent, et il reste une cicatrice squameuse qui débute ordinairement par le centre. L'adénopathie n'est pas constante.»

c) Enfin, ce qui caractérise la *verrue cancéreuse*, c'est d'abord son apparition chez une personne âgée.

Cette verrue, nous l'avons noté dans tous les cas, est le siège de démangeaisons insupportables ou de picotements. Elle ne tarde pas à s'accroître et à se fendiller. Ces fissures donnent lieu à un écoulement liquide, séreux, qui se concrète en englobant, comme un ciment, les produits d'une desquamation épithéliale plus ou moins abondante, et forme ainsi ces croûtes, jaunes ou grisâtres si elle ne contiennent que ces éléments, brunâtres si elles contiennent un peu de sang produit par les écorchures fréquentes. En outre, la peau voisine est rarement saine ; elle est presque toujours indurée ou légèrement vascularisée.

Cinq fois nous avons noté la forme glandulaire, nommée par Verneuil épithélioma des glandes sudoripares, et polyadénome par Broca. Ce sont les observations III, VIII, IX,

(1) V. Morax, *Index*, n° 28.

X et XXII. Nous n'insisterons pas sur les détails du début, que nous croyons avoir suffisamment développés au chapitre I. Faisons toutefois remarquer que cette forme a été considérée comme la moins dangereuse, la plus lente dans son évolution et dans ses symptômes généraux. Telle n'est pas cependant la conclusion de nos investigations. Dans l'observation VIII, dont le diagnostic fut porté par Broca, cet observateur jugea le cas inopérable, bien que le malade ne fut âgé que de cinquante ans. On y note l'existence d'un petit ganglion axillaire. — Dans l'observation IX, la maladie avait évolué en deux ans, chez une femme de soixante-neuf ans. Il y avait aussi un ganglion dans l'aisselle. Dans l'observation X, chez une femme de soixante-seize ans, la tumeur s'est ulcérée en moins d'un an, et a pris de grandes proportions. A la suite de cette observation, Bœckel ajoutait : « On trouve, dans le cancroïde des glandes sudoripares, des exemples de récidive et de généralisation qui, malgré leur origine épithéliale, prouvent leur malignité. »

Nous n'avons pas de renseignements exacts sur la durée de l'évolution dans les deux autres cas.

Un seul cas paraît pouvoir être rattaché à la forme infiltrée, l'obs. XII, où ne nous trouvons rien d'important à signaler au point de vue clinique.

Nous n'avons, à propos des obs. IV, V, XIV, XV et XVI, que des renseignements incomplets qui ne pourront nous être utiles qu'en ce qui concerne l'étiologie.

A la période ulcéreuse, le cancroïde de la main se révèle, avons-nous dit, sous différents aspects en rapport avec la forme du début. Cliniquement, cette observation n'est pas absolue, et nous sommes obligé de reconnaître que l'ulcération peut avoir des caractères variables, quelle que soit la forme primitive de l'affection.

Dans les observations III, VIII et IX, qui se rapportent à la forme *sudoripare*, nous notons dans un cas une ulcération à fond grisâtre et granuleux, à bords renversés et verruqueux ; dans une autre, des bords renversés et irrégulièrement découpés ; dans une troisième, des bords coupés à pic sans induration.

Dans l'obs. X, nous notons des fongosités. Les renseignements cliniques nous manquent dans l'obs. XXII.

Dans les observations relatives à la forme papillaire (obs. I, II, XIII), nous constatons l'existence de fongosités plus ou moins développées, même comparées à un chou-fleur (obs. XIII), mais dans les obs. XI et XVIII nous voyons l'existence d'ulcérations à fond grisâtre ou rosé, à bords taillés à pic.

C'est que nous verrons dans l'obs. XX, au chapitre de l'anatomie pathologique, que tous les éléments constitutifs de la peau, espaces interpapillaires, glandes sébacées, follicules pileux et glandes sudoripares peuvent se trouver, à un moment donné, envahis par le néoplasme.

Peut-être devra-t-on tenir compte aussi de l'action des microorganismes extérieurs au point de vue des modifications morphologiques de ces ulcérations.

Lorsque la tumeur se présente sous la forme d'un tissu fongueux, exubérant, il nous semble que le diagnostic ne souffre aucune difficulté. Il n'en est pas ainsi dans les autres formes, et nous devrons dire quelques mots du diagnostic différentiel de ces ulcérations cancroïdales avec certains ulcères *syphilitiques* et *tuberculeux*.

Nous passerons sous silence le chancre induré qu'on a signalé quelquefois aux doigts, mais dont l'existence n'a été, croyons-nous, jamais signalée au dos de la main.

Mais il est une autre forme d'ulcération syphilitique qui peut se développer dans cette région, c'est la *gomme ulcérée* de la période tertiaire.

Elle débute par de petites nodosités qui se ramollissent rapidement et se recouvrent de croûtes masquant l'ulcération, entourée elle-même d'un *liseré rouge sombre*. Les croûtes, de *couleur verdâtre*, sont enchâssées dans les bords de l'ulcère, à bords nettement entaillés, infiltrés et indolents. Dans ces cas, du reste, on doit soigneusement rechercher les antécédents et les autres lésions qui peuvent coexister : exostoses tibiales, claviculaires, etc.

L'ulcération tuberculeuse a toujours pour point de départ une inoculation. Elle se développe sous la forme d'une petite papule rouge qui, au bout de peu de temps, devient blanchâtre au centre. Il se produit là une petite ulcération qui augmente progressivement et peut atteindre des dimensions variables. Cette ulcération est surtout remarquable par son fond rouge et *granuleux*; les contours en sont irréguliers. Elle est peu ou point douloureuse, mais, dans l'espace d'un mois au plus, les ganglions axillaires et épitrochléen sont généralement envahis. *La peau est saine au voisinage.*

Nous avons déjà dit que le cancroïde, dans sa forme la plus habituelle, même à la période d'ulcération, ne donnait lieu qu'à des démangeaisons ou à des picotements. Dans les trois cas où nous avons noté des douleurs intenses, à exaspérations périodiques, l'examen de la tumeur a révélé l'altération néoplasique des os, des vaisseaux et même des nerfs. Toutefois dans l'obs. X, malgré les douleurs lancinantes, ces lésions n'ont pas été constatées.

Dans deux observations seulement, nous avons noté la propagation aux ganglions axillaires seuls, et, dans deux autres, la double propagation axillaire et épitrochléenne.

Dans un cas (obs. XXII), la mort, survenue dans le marasme, a permis l'examen des organes internes. La fin de l'histoire de l'obs. VIII, malade déclaré inopérable par Broca, nous est inconnue. Enfin le malade de l'obs. XVII était en pleine récidive à sa sortie de l'hôpital et le malade de l'obs. XX portait les traces d'une cachexie avancée.

Nous pouvons donc noter quatre cas d'une haute gravité, mais sans pouvoir conclure, car nous n'avons aucun renseignement sur la marche des autres cas.

Heurtaux a signalé deux complications possibles du cancroïde cutané, l'*érysipèle* dont il a observé un cas et les *hémorragies*. Nous n'avons noté ni l'une ni l'autre de ces complications.

Nous devons signaler une remarque de MM. Blum et Duval, à propos de l'obs. XVIII que nous avons empruntée à ces auteurs, remarque d'après laquelle il serait permis de croire à une guérison possible du cancroïde de la peau, « dans des conditions exceptionnelles, il est vrai. » « La rétrogradation de la tumeur, écrivent-ils, est due à un processus inflammatoire du derme, d'où formation de tissu conjonctif cicatriciel qui étrangle les lobules de la tumeur, les envahit et en amène la résorption. »

Terminons enfin par la mention d'un symptôme que nous n'avons trouvé signalé dans aucune observation et qui nous paraît avoir cependant une certaine importance. Dans le cas qui nous est personnel et dans l'obs. I, nous avons vu ces malades portant sur la peau du visage ces croûtes et ces petites cornes qui ont reçu le nom de *crasses épithéliales*. Chez une malade, relativement peu âgée, qui était entrée dans le service de M. le professeur Tédenat pour un épithélioma de la lèvre inférieure, nous avons constaté le même fait d'une façon très accusée. Il serait donc permis de croire que tout individu plus ou moins âgé, porteur de ces stigmates, est un candidat à l'épithélioma et que toute plaie ou contusion de la peau doit être, chez ces sujets, l'objet d'une surveillance spéciale.

B. — ANATOMIE PATHOLOGIQUE

Après avoir rappelé aussi brièvement que possible l'anatomie pathologique de l'épithélioma cutané dans ses trois formes : *lobulée*, *perlée* et *tubulée*, nous étudierons les faits particuliers que nous avons trouvés dans nos observations, en ne tenant compte que des caractères histologiques, les caractères macroscopiques se confondant avec la description symptomatologique.

1° *Épithélioma pavimenteux lobulé.* — Dans cette forme, c'est la couche muqueuse de Malpighi qui semble le point de départ de l'hypergenèse épithéliale, et principalement la partie de cette couche située entre les papilles.

Sur une coupe transversale on aperçoit des îlots arrondis, quelquefois allongés, formés des trois couches de l'épithélium normal et séparés par un tissu conjonctif plus ou moins altéré dans lequel rampent quelques vaisseaux. La couche la plus extérieure des cellules a conservé la structure a peu près normale de la couche génératrice du corps de Malpighi. Ses cellules sont à peu près cylindriques. Dans la zone moyenne, les cellules sont polygonales, volumineuses, à noyau ovalaire ; elles sont reliées entre elles par de fines dentelures. Vers la partie centrale de cette zone, les cellules prennent la forme de fuseaux, perdent leurs noyaux, et, s'aplatissant de plus en plus, elles viennent former tout à fait au centre une sorte de bulbe d'ognon qu'on a nommé *globe épidermique*, *globe corné.*

Sur une coupe perpendiculaire, on aperçoit des sortes de boyaux, communiquant avec le corps muqueux des espaces interpapillaires, par des traînées plus ou moins épaisses de cellules épithéliales, et venant s'épanouir dans le derme sous-jacent, quelquefois même envahissant le tissu cellulaire sous-cutané Les papilles environnantes sont souvent atrophiées, quelquefois elles s'hypertrophient et viennent former à la surface les fongosités ou ces sortes de choux-fleurs que nous avons mentionnés plus haut.

Le tissu conjonctif voisin, qui sert de stroma à ces tumeurs, est rarement sain. Il peut subir la transformation embryonnaire, devenir muqueux, et il s'y fait un développement vasculaire plus ou moins considérable. D'autres fois, il devient fibreux. On a admis que la tumeur serait d'autant plus maligne et la marche plus rapide que le tissu embryonnaire y serait plus développé.

2° Nous ne ferons que citer la forme *perlée* dont nous n'avons trouvé aucun exemple et qui serait caractérisée par un tel développement du tissu fibreux que les éléments épithéliaux y seraient, pour ainsi dire, étouffés. Ces sortes de tumeurs n'auraient plus, de ce fait, aucune tendance à l'invasion des parties voisines ni à la malignité.

3° La forme *tubulée* serait caractérisée par des cylindres pleins, remplis d'épithélioma pavimenteux, à bords dentelés, mais ne subirait pas l'évolution épidermique (Cornil et Ranvier).

Le stroma peut présenter les mêmes caractères que dans la forme lobulée.

C'est de cette forme que MM. Verneuil et Broca ont cru trouver l'origine dans les glandes sudoripares. Ce serait l'épithélium même de ces glandes qui proliférerait et qui finirait par se répandre dans les tissus voisins après la rupture de la paroi propre de ces glandes.

M. Quénu (1) ne partage pas cette manière de voir et croit

(1) Quenu, *Index*, n° 2.

que, dans le véritable cancroïde, les glandes sudoripares ne sont atteintes que secondairement.

D'après Bard (2), la forme tubulée ne serait point nettement établie, et, du reste, dans l'examen microscopique de la plupart de nos observations, nous notons que, malgré le diagnostic porté par Verneuil lui-même d'épithélioma sudoripare (obs. XXII), il y avait formation de globes épidermiques.

Nous n'avons trouvé aucun cas de la forme *calcifiée*, décrite par M. Malherbe (de Nantes), qui ne serait du reste produite que par une transformation crayeuse des cellules épithéliales.

Nous signalerons les particularités les plus intéressantes de nos observations, en renvoyant pour les détails aux observations elles-mêmes, sauf en ce qui concerne les envahissements du néoplasme, aux os, aux vaisseaux et aux nerfs, que nous avons réservés pour ce chapitre.

Obs. VII. — Dilatation *télangiectasique* des vaisseaux de la trame fibreuse, avec épanchements sanguins et caillots, sans malignité apparente.

Obs. X. — En outre des couches concentriques de cellules-épidermiques avec globes, les glandes sudoripares se transforment au centre de la tumeur en masses caséeuses ; plus loin, elles paraissent saines, mais il y a déjà hypergenèse épithéliale dans leur canal. Elles sont saines à la circonférence. Ce cas doit donc être rangé dans les formes mixtes, au moins à partir d'un moment que l'on ne peut fixer dans son évolution.

Dans les obs. XI et XIII, les os sont envahis, et, bien que nous n'ayons pas l'examen histologique de ces tumeurs, il nous semble devoir dire quelques mots de l'envahissement

(2) Bard, *Index*, n° 25.

de ces tissus. D'après Billroth et Winiwarter (1), les canalicules de Hawers sont élargis et remplis de cellules en même temps qu'on remarque une prolifération considérable des corpuscules osseux à la place desquels se fait une agglomération d'éléments cellulaires. Les sels calcaires sont résorbés, et, si l'os paraît conserver sa structure anatomique, il n'en est pas moins consumé par la tumeur. Ajoutons que cet envahissement doit probablement se faire par la voie vasculaire.

Daus l'obs. XII, nous trouvons, en outre des caractères ordinaires, une véritable *embolie cancéreuse* du nerf radial. A ce propos, nous entrerons dans quelques détails à propos des obs. XX et XXI qui signalent le même fait, et où, en outre, nous trouvons des lésions vasculaires intéressantes.

Obs. XX. Nous passons rapidement sur l'observation histologique de la tumeur elle-même, où nous notons cependant l'envahissement néoplasique de tous les tissus qui entrent dans la structure de la peau : glandes sébacées, follicules pileux et glandes sudoripares, et nous laissons parler l'auteur (2) :

« Les artères sont épaissies, enfoncées au milieu de boyaux épithéliaux ; les éléments musculaires de la tunique moyenne sont renflés en leur milieu, leur noyau est globuleux, fortement coloré. Des végétations endothéliales comblent en grande partie la lumière des vaisseaux. Les lésions des veines sont absolument semblables. »

« *Nerf radial.* — Ce tronc nerveux est plus gros que normalement ; sur des coupes transversales, on voit que le nerf est entouré d'une gaine de cellules épithéliales infiltrées au milieu des faisceaux conjonctifs formant l'enveloppe. On voit des cellules embryonnaires sous forme de traînées ou agglo-

---

(1) Billroth et Winiwarter, *Index*, n° 10.
(2) Reboul, *Index*, n° 22.

mérées dans le tissu conjonctif interfasciculaire, à l'intérieur des gaines lamelleuses et suivant les cloisons interfasciculaires. Sur certaines coupes, de véritables bourgeons épithéliaux naissent du périnèvre et refoulent les tubes nerveux, les isolent en faisceaux plus petits et en déterminent l'atrophie ; quelques-uns de ces bourgeons contiennent des globes épidermiques. Au centre des bourgeons épithéliaux on voit souvent des vaisseaux dont les parois sont épaissies et dont les cavités sont comblées par des végétations de la tunique interne. »

Les vaisseaux et les nerfs cubitaux présentent les mêmes lésions, mais plus réduites.

Oiry, dans l'obs. XXII, rapporte un fait analogue et conclut que « c'est par les vaisseaux sanguins et lymphatiques que s'est faite, dans son cas particulier, la diffusion de l'épithélioma pavimenteux lobulé. »

Ainsi l'épithélioma peut envahir tous les tissus. Un des plus résistants à son action serait, dit-on, le tissu musculaire.

C. — ÉTIOLOGIE

Malgré les travaux des bactériologistes contemporains qui tendent à ranger le cancer et ses différentes formes dans les maladies parasitaires, sa véritable origine nous échappe encore.

Nous ne pouvons entrer dans l'étude des théories qui ont été émises à ce sujet, et nous nous contenterons d'admettre avec Billroth et Winiwarter que si, « dans la production du cancroïde de la peau les irritations externes jouent un grand rôle, encore est-il nécessaire que ces irritations soient ou spécifiques ou qu'elles tombent sur un individu prédisposé. »

Quelques circonstances particulières favorisent son apparition. « Le cancer primitif, dit Andrews (1), est plus fréquent sur les surfaces qui, par leur situation, sont le plus accessibles aux microbes ou aux spores du dehors. La prédisposition au cancer est augmentée si la surface épithéliale est située de telle sorte que les spores peuvent y séjourner plus long-temps sans en être enlevées. Les parties de la peau protégées par les vêtements sont moins atteintes que les parties découvertes. »

En ce qui se rapporte plus particulièrement à l'épithélioma de la main, nous signalerons les causes que nous avons trouvées dans les observations recueillies.

Au point de vue de l'*âge*, nous trouvons sur 22 cas : 2 cas au-dessous de cinquante ans ; 5 cas de cinquante à cinquante-neuf ans ; 7 cas de soixante à soixante-dix ans ; 3 cas de soixante-dix à quatre-vingts ; 2 cas au-dessus de quatre-vingts. Dans 3 cas, l'âge n'est pas mentionné. Nous sommes donc d'accord avec les auteurs qui ont signalé la plus grande fréquence de cette affection entre soixante et quatre-vingts ans, mais nous devons faire observer que sa fréquence entre cinquante et soixante est encore considérable.

Au point de vue de la *profession* « on a remarqué, presque de tout temps, dit Heurtaux (2), que le cancer épithélial se montre de préférence dans les classes pauvres, chez les habitants des campagnes et chez les gens qui négligent les soins de propreté. » De notre côté, nous notons les professions suivantes : ouvrier de port, cultivateur, journalier, cantonnier, cocher, enfin, marchande de poissons. Un seul cas, chez un comptable, ne rentre pas tout à fait dans les conditions citées.

Dans un cas (obs. XIII), nous notons une *double hérédité* ;

(1) Andrews, *in* Hayem. *Index*, no 26.
(2) Heurtaux, *Index*, n° 3.

dans deux cas (obs. IV et XIX), hérédité paternelle ; dans un cas (obs. III), hérédité maternelle. Enfin la sœur du malade qui fait l'objet de l'obs. V était atteinte d'un cancer du sein.

On a beaucoup écrit, les temps derniers, sur la contagiosité du cancer ; aussi, sans que nous puissions juger la question, devons-nous noter que trois des cas relatés dans l'alinéa précédent ont été vus par Szokalski, dans la Haute-Bourgogne, que cet observateur appelait « la terre classique du cancer. » Aujourd'hui, c'est plutôt du côté de la Normandie qu'on porte ses regards quand s'agitent les questions relatives au cancer.

Au nombre des *traumatismes antérieurs*, nous trouvons que quatre fois le cancroïde de la main s'est développé sur les cicatrices d'anciennes brûlures. C'est dans un de ces cas que nous avons noté la double hérédité.

Notons aussi une piqûre (?), une coupure et une écorchure du dos de la main.

Au point de vue *diathésique*, dans un seul cas (obs. VIII), nous avons noté le cancer de la main chez un *rhumatisant*. On se rappelle que M. Verneuil a rangé l'arthritisme parmi les états généraux qui prédisposent au cancer.

Une cause que nous n'avons notée dans aucune de nos observations, et que cependant nous ne pouvons passer sous silence, est le *psoriasis*. Un fait est signalé par Cartaz (1). Il s'agit d'un malade atteint de psoriasis généralisé, chez lequel, vingt ans après, le doigt annulaire de la main droite devint le siège d'un épithélioma ayant eu pour point de départ une plaque de psoriasis.

Hébra (2), en 1887, signale un nouveau cas de cette nature, et rappelle deux faits appartenant à White.

Enfin, Polaillon (3) signale quelques autres causes du can-

(1) Hayem, *Revue des sciences médicales, Index*, n° 26.
(2) Hébra, *in* Hayem. *Index*, n° 26.
(3) Polaillon, *Index*, n° 6.

croïde de la main. Un cas de Fergusson survint à la suite
d'une contusion ; l'autre, d'Erichsen, à la suite d'une plaie
contuse ; un dernier, de Lebert, à la suite d'un phlegmon.

D. — PRONOSTIC

Bien que le pronostic des épithéliomas de la peau soit moins
sombre que celui des muqueuses, il n'en est pas moins à peu
près certain que cette affection abandonnée à elle-même se
termine par la cachexie, comme les autres formes du cancer.

Toutefois, sa marche plus lente, sa tendance à rester plus
longtemps locale, sont de nature à inspirer la confiance dans
la guérison, à condition, toutefois, que l'extirpation du néoplasme soit complète dès le début.

Comme nous n'avons pu trouver la suite de l'histoire des
sujets dont nous avons relaté les observations, il nous est im-
possible de porter sur ces faits une apprécciation quelconque
au point de vue du pronostic.

Rappelons toutefois que, dans l'obs. VIII, Broca déconseilla
toute opération. Dans l'obs. IX, il y eut récidive ainsi que
dans l'obs. XII. Dans l'obs. XVII, il y eut deux récidives.
Dans l'obs. XX, le malade, après avoir subi l'amputation de
l'avant-bras, quitte l'hôpital en pleine cachexie. Dans l'obs.
XXI, une récidive après la désarticulation du petit doigt a
nécessité l'amputation du bras. Enfin le malade de l'obs. XXII
est mort dans le marasme, après trois récidives, soit *six récidives* sur nos *22 cas*, un cas de mort et deux cas dans un
état bien voisin.

Un cas de récidive intéressante est raconté par Kirmisson (1).
Il a vu en 1881, à la Maison de Santé, un homme chez lequel
on avait pratiqué l'amputation du pouce pour un épithélioma,

(1) Kirmisson, *Index*, n° 1.

et chez lequel on observait un énorme kyste axillaire du volume d'une tête de fœtus, arrondie, fluctuante. Cette tumeur avait eu pour point de départ l'ulcération d'une artère volumineuse au sein d'un ganglion devenu épithéliomateux.

Les chiffres que nous avons obtenus sur la *durée de l'évolution*, du début à l'ulcération, sont trop disparates pour que nous puissions y attacher une grande importance. Les voici : obs. I, neuf mois ; obs. II, deux mois ; obs. VII, trente-trois ans ; obs. VIII, cinq ans ; obs. IX, deux ans ; obs. X, dix mois ; obs. XI, cinq ans ; obs. XVII, un an ; obs. XXI, trois ans.

Faut-il croire, comme l'écrivait Velpeau (1), que la vieillesse du malade ôte au mal l'énergie qu'elle finit habituellement par acquérir chez des sujets jeunes ? Nous ne le pensons pas. Il nous semble que la marche tantôt lente, tantôt rapide de ces néoplasmes, dépend de conditions individuelles multiples que nous ne connaissons pas. Ainsi, voici une malade de cinquante-deux ans (obs. VII), dont les tumeurs ne s'ulcèrent pas au bout de trente-trois ans de durée ; par contre, chez une autre femme, de soixante-seize ans (obs. X), en moins d'un an la tumeur présentait déjà un acccroissement notable.

Nous devons insister sur la gravité du pronostic chez les malades qui éprouvent des douleurs continues, lancinantes, avec ou sans irradiations. Ces douleurs sont presque constamment le symptôme de la propagation du néoplasme aux parties profondes, spécialement aux nerfs, non seulement de la région elle-même, mais d'une grande partie du membre (Reboul).

Comme dans toutes les autres formes du cancer, l'envahissement ganglionnaire est aussi un mauvais symptôme, puisqu'il indique que déjà les barrières de défense de l'organisme sont atteintes, sinon forcée s.

_____

(1) Velpeau, *Index*, n° 17.

CHAPITRE IV

TRAITEMENT

A part quelques indications spéciales au siège de la lésion, le cancroïde de la main est passible du même traitement que le cancroïde de la peau.

Nous pouvons classer les divers traitements employés jusqu'ici en *agents médicamenteux, caustiques chimiques* et *opérations sanglantes.*

Parmi les agents médicamenteux employés *intus* et *extra*, nous citerons en première ligne le *chlorate de potasse.* Nous ne pouvons mieux faire que citer textuellement ce que M. le professeur Forgue a écrit à ce sujet dans son *Traité de thérapeutique chirurgicale.* « Le chlorate de potasse n'est utile que dans les seuls cancers de la peau. Encore n'y aura-t-on recours que dans certains cas exceptionnels », et nous poursuivons l'idée de l'auteur en disant : chez les malades pour lesquels il y a impossibilité d'employer un moyen plus radical.

Dans les cas ordinaires, le temps nécessaire pour apprécier l'action de ce médicament ne servirait, en dehors de conditions exceptionnelles, qu'à faire perdre un temps précieux.

« L'iodure de potassium, ajoute M. Forgue, est d'un usage dangereux dans le traitement du cancer. »

On a encore cité la *résorcine* et l'*acide picrique* comme ayant donné des résultats dans le traitement du cancroïde. Nous n'avons pu nous renseigner sur ces travaux.

En ce qui concerne spécialement le cancroïde de la main, nous voyons, en 1863, Velpeau se servir du caustique sulfo-safrané, c'est-à-dire de l'acide sulfurique rendu pâteux et par conséquent moins diffusible, par son mélange avec la poudre de safran. Le résultat fut la récidive au bout de quelques mois, accompagnée de l'envahissement ganglionnaire de l'aisselle.

Nous laissons de côté les pâtes arsenicales, puisque nous ne reconnaissons plus aujourd'hui à l'arsenic l'intelligence d'aller attaquer les seuls tissus malades.

Plus tard, en 1883, chez un homme de quatre-vingts ans, nous voyons le professeur Le Fort enlever la tumeur à l'aide de la ligature élastique. Mais la récidive survient au bout d'un an. Nouvel enlèvement à l'aide de la ligature élastique et cautérisation au fer rouge suivie d'une nouvelle récidive.

Nous n'ignorons pas qu'à cette époque où l'antisepsie était, sinon inconnue, au moins mal pratiquée, on pouvait redouter tous les accidents des plaies opératoires : érysipèle, pourriture d'hôpital, etc.

Il n'en peut être ainsi aujourd'hui. D'un autre côté, l'anatomie, mieux connue, de ces néoplasmes dont on a vu les infiltrations lymphatiques, vasculaires et nerveuses, fait un devoir au chirurgien d'enlever, non seulement la partie malade, mais encore toute la zone des parties environnantes où l'on pourrait même *soupçonner* une diffusion néoplasique. Notons particulièrement l'extirpation de tout ganglion suspect.

Notre plan ne comporte pas le détail de ces opérations qui peuvent consister, soit, comme l'a fait Bœckel (obs. X) à comprendre dans une incision circulaire un néoplasme sans adhérence, enlevant en même temps une zone de la peau voisine ; soit dans l'enlèvement d'une partie du membre, ou même de tout le membre, si les parties profondes paraissent atteintes.

Il ne peut être question dans ce cas de chirurgie conserva-

trice comme à la suite d'un traumatisme ; il s'agit de retran-
cher de l'organisme la source plus ou moins étendue d'une
infection dont le dernier terme serait la mort du malade.

On se rappellera le malade d'Oiry (obs. XXI), où, trois ans
après la désarticulation du petit doigt avec son métacarpien,
l'amputation du bras dut être pratiquée.

L'opération de choix, en pareille circonstance, dépend donc
de l'étendue de la lésion en surface et en profondeur.

Ce sera presque toujours une amputation ou une désarticulation, en tenant un grand compte de la conclusion du travail de Reboul.

« En présence d'un épithelioma s'accompagnant de douleurs vives, continues avec exacerbations et irradiations vers
le bout périphérique, on devra enlever très largement la tumeur, examiner les troncs nerveux, les réséquer, surtout s'ils
paraissent malades, et, s'il s'agit d'un membre, exciser les
nerfs et amputer aussi loin que possible de la tumeur. »

Dans le cas particulier qui a fait l'objet de nos recherches,
M. le professeur Dubrueil pratiqua l'amputation de l'avant-
bras par lambeau externe, et le résultat opératoire a été des
plus satisfaisants. Nous devons ajouter que le malade ne
portait aucun engorgement ganglionnaire épitrochléen ou
axillaire appreciable ; qu'il n'avait ressenti aucune douleur
dans la partie malade et que, par suite, on peut porter à son
sujet un pronostic des plus favorables.

INDEX BIBLIOGRAPHIQUE

1. KIRMISSON. — Art. Main, in Traité de pathologie externe de Duplay et Reclus.

2. QUENU. — Art. Épithélioma, in Traité de pathologie externe de Duplay et Reclus.

3. HEURTAUX. — Art. Cancroïde, in Dict. de méd et de chir. pratiques de Jaccoud.

4. LE DENTU. — Art. Main, in Dict. de med. et de chir. pratiques de Jaccoud.

5. HEURTAUX. — Thèse de Paris. 1860.

6. POLAILLON. — Art. Main, in Dict. encyclopédique des sciences medicales.

7. HENOCQUE. – Art. Épithélioma. in Dict. encyclopédique des sciences médicales.

8. BROCA. — Traité des tumeurs, t. II, p. 503 et suiv.

9. LEBERT. — Physiologie pathologique, 1845.

10. BILLROTH et WINIWARTER. — Pathologie chirurgicale, 1887.

11. JOBERT (de Lamballe). — Gaz. des hôpitaux. 1843, p. 66.

12. SZOKALSKI. — Gaz. med. de Paris, 1853, p. 523.

13. PARMENTIER. — Bulletin de la Société anatomique, 2ᵉ série. t. III, 1858, p. 96.

14. DEMARQUAY. — Union médicale. 1858, p. 367.

15. — Gazette des hôpitaux, 1869, p. 583.

16. HUGUIER. — Gazette des hôpitaux, 1860, p. 368.

17. VELPEAU. — Gazette des hôpitaux, 1863, p. 425 et Académie de médecine, 1854.

18. BOCKEL. — Gazette des hôpitaux 1865, p. 374.

19. DOYEN. — Bulletin de la Société anatomique, 13 août 1882.

20. BERBEY. — Bulletin de la Société anatomique, 27 mars 1883.

21. A. BLUM et Mathias DUVAL. — Archives genérales de medecine, août 1882.

22. REBOUL. — Marseille medical, 1892, p. 812.

23. OIRY. — Thèse de Paris, 1890.

24. GROSS. — Revue medicale de l'Est, 1884.

25. BARD. — Anatomie pathologique.

26. HAYEM. — Revue des sciences médicales.
   —   Tom. II, 1878.
   —   Tom. II, 1887.
   —   Tom. II, 1890.

27. HUMBERT. — Gaz. des hôpitaux, 1884.

28. V. MORAX. — In Guide des sciences medicales de Letulle (art. Main, 1892).

TRAVAUX QUE NOUS N'AVONS PU CONSULTER :

PRINCETEAU. — Epithelioma du dos de la main gauche (Journal de méd. de Bordeaux, 24 juin 1889).

LIBERT. — Epithelioma de la face dorsale de la main droite (Journal des sc. medicales de Lille, 12 avril 1889).

NANCREDE. — Épithelioma du dos de la main (Trans. Americ. Surgery Associat.. VIII, p. 65.

TABLE DES MATIÈRES

www.ingramcontent.com/pod-product-compliance
Lightning Source LLC
Chambersburg PA
CBHW071754200326
41520CB00013BA/3248